# Própolis
# e Imunidade

FUNDAÇÃO EDITORA DA UNESP

*Presidente do Conselho Curador*
Mário Sérgio Vasconcelos

*Diretor-Presidente*
José Castilho Marques Neto

*Editor-Executivo*
Jézio Hernani Bomfim Gutierre

*Assessor Editorial*
João Luís Ceccantini

*Conselho Editorial Acadêmico*
Alberto Tsuyoshi Ikeda
Áureo Busetto
Célia Aparecida Ferreira Tolentino
Eda Maria Góes
Elisabete Maniglia
Elisabeth Criscuolo Urbinati
Ildeberto Muniz de Almeida
Maria de Lourdes Ortiz Gandini Baldan
Nilson Ghirardello
Vicente Pleitez

*Editores-Assistentes*
Anderson Nobara
Fabiana Mioto
Jorge Pereira Filho

JOSÉ MAURÍCIO SFORCIN

# Própolis e imunidade
## Comprovações científicas

© 2009 Editora UNESP

Direitos de publicação reservados à:
Fundação Editora da UNESP (FEU)
Praça da Sé, 108
01001-900 – São Paulo – SP
Tel.: (0xx11) 3242-7171
Fax: (0xx11) 3242-7172
www.editoraunesp.com.br
www.livrariaunesp.com.br
feu@editora.unesp.br

CIP – Brasil. Catalogação na fonte
Sindicato Nacional dos Editores de Livros, RJ

S532p

Sforcin, José Maurício
  Própolis e imunidade : comprovações científicas / José Maurício Sforcin. São Paulo : Ed. UNESP, 2009.
  Inclui bibliografia
  ISBN 978-85- 7139-925-9
  1. Imunologia. 2. Imunidade. 3. Própole. I. Título.

09-2418.                                   CDD: 616.079
                                           CDU: 612.017

Este livro é publicado pelo projeto Edição de Textos de Docentes e Pós-Graduados da UNESP – Pró-Reitoria de Pós-Graduação da UNESP (PROPG) / Fundação Editora da UNESP (FEU)

Editora afiliada:

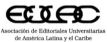

*Talvez por ter nascido no
"dia do amigo", uma das coisas
que mais prezo é o companheirismo
nas relações. Este livro é dedicado
carinhosamente a todos os amigos,
familiares e profissionais que
tornam minha existência mais rica
nos planos pessoal e profissional*

# Sumário

Considerações iniciais    9

1  Composição química, efeito da
   sazonalidade e origem botânica da própolis    11
2  Própolis e efeitos colaterais    21
3  Atividade antimicrobiana da própolis    25
4  Ação imunomoduladora da própolis    33

Conclusões    55
Referências bibliográficas    57

# Considerações iniciais

Este texto foi redigido com a finalidade de discutir sequencialmente aspectos de minha linha de pesquisa "Ação imunomoduladora da própolis". O estudo teve início em 1994, quando do início de meu doutoramento, tendo continuidade após a defesa de minha tese de doutorado, mediante orientação de alunos de iniciação científica e, posteriormente, de pós-graduação. Em 2006, minha tese de livre-docência versou sobre a ação imunomoduladora da própolis e outras propriedades biológicas.

Inicialmente, é discutida a composição química de nossas amostras de própolis, bem como sua origem botânica. São também abordados o efeito da sazonalidade sobre sua composição e propriedades biológicas e os dados obtidos quanto a possíveis efeitos colaterais após administração da própolis.

A seguir, são apresentados os resultados de nossos projetos no tocante à atividade antimicrobiana da própolis. Por fim, encontram-se apresentados os resultados obtidos quanto às ações imunomoduladora e antitumoral da própolis, apresentando seus possíveis mecanismos de ação.

Este livro traz contribuição importante a respeito dos mecanismos de ação da própolis no sistema imune cujos conhecimentos avançaram consideravelmente nos últimos anos. Considerando o uso crescente da própolis pela população, bem como a necessidade de evidências com fundamento científico para as indagações do público em geral sobre a ação da própolis, este livro visa atingir não só a comunidade acadêmica, mas também o consumidor desse produto apícola.

# 1
## COMPOSIÇÃO QUÍMICA, EFEITO DA SAZONALIDADE E ORIGEM BOTÂNICA DA PRÓPOLIS

A existência das abelhas data de cerca de 125 milhões de anos, muito antes do surgimento do homem. Seu sucesso evolucionário permitiu a exploração de todos os hábitats da Terra, sendo esse sucesso fortemente atribuído à possibilidade de elaboração e utilização de seus produtos apícolas, como mel, geleia real, pólen, cera, veneno e própolis, importantes para sua alimentação, defesa e sobrevivência (Bankova, 2005a).

Em razão das características de vida em sociedade, esses pequenos insetos himenópteros sempre despertaram curiosidade, admiração e respeito na humanidade desde a Antiguidade, exercendo importante papel entre egípcios, gregos e romanos. No Egito, há até hoje a dança típica chamada "Passo da abelha". Na Grécia, eram valorizadas no comércio e na literatura. As antigas moedas gregas, em uma das faces, estampavam uma abelha como símbolo de riqueza. Os romanos veneravam-nas como símbolo de admiração e de defesa de seu território (Martinho, 1989).

As abelhas *Apis mellifera* foram introduzidas no Brasil provavelmente em 1839, pelo padre Antônio Carneiro, vindas de Portugal. Em 1845, imigrantes europeus trouxeram uma raça de abelhas pretas para o Sul do Brasil, as abelhas alemãs (*Apis mellifera mellifera*), e em 1860, para o Estado de São Paulo, município de Limeira. Entre 1870 e 1880, a abelha italiana (*A. mellifera_ligustica*) foi levada para o Rio Grande do Sul, e em 1873, para a Bahia. Já em 1956, foram introduzidas em Rio Claro (SP) as abelhas africanas *Apis mellifera scutellata*, ex-*Apis mellifera adansonii* até 1984 (Wiese, 2005).

Após a introdução da abelha africana, houve mestiçagem dessa na natureza com outras subespécies, desaparecendo as subespécies anteriormente existentes. Atualmente, encontramos no Brasil abelhas com características morfológicas e comportamentais mais próximas das africanas, que são um "poli-híbrido" formado a partir dos cruzamentos que ocorreram na natureza denominado abelhas "africanizadas". Essas abelhas africanizadas não morrem facilmente por falta de alimento no local, ao contrário das subespécies europeias, e são muito migradoras. Esse fato é comprovado pelo registro de sua entrada no México em 1987, e nos Estados Unidos da América em 1992 (ibidem).

As abelhas melíferas organizam-se em três castas: a rainha, responsável pela postura de novos indivíduos; as operárias; e o zangão cuja função principal é acasalar-se com a rainha. Uma colônia de tamanho médio compreende uma rainha, de 100 a 400 zangões e cerca de 60 mil operárias. Fêmeas estéreis, as operárias desempenham funções diferenciadas em uma colmeia, conforme a idade e o desenvolvimento glandular, e de acordo com as necessidades da colmeia. Assim, as mais jovens (um a três dias de vida) dedicam-se à limpeza dos alvéolos e, em razão do desenvolvimento das glândulas hipofaringianas e mandibulares, à produção de geleia real para alimentar as larvas jovens e a rainha (quatro a 14 dias de vida). Ao final desse período, e em razão da atrofia das glândulas hipofaringianas, as glândulas cerígenas na parte ventral do abdome se desenvolvem e as operárias secretam cera, tomando parte na construção de realeiras e reparo das células, dentro das quais armazenam geleia real, pólen e mel (14 a 20 dias). As células são alvéolos hexagonais que servem também de ninhos para a oviposição. Em seguida, em virtude do reservatório de veneno cheio, concentram-se na entrada da colmeia como guardiãs, em defesa a possível ataque de inimigos naturais (19 a 21 dias). Por fim, após os 21 dias de vida, tornam-se coletoras (ou campeiras), saindo em busca de alimento pelo campo, coletando água, néctar, pólen e própolis (Vieira, 1989).

Mediante a domesticação desses insetos, a apicultura racional tem como objetivos a obtenção de produtos apícolas e produção de rainhas para novas colmeias. Na apicultura migratória, o apiário é deslocado periodicamente de região para região, à procura de novas floradas. Além de seu importante papel na polinização, as abelhas elaboram importantes produtos para a saúde e alimentação, como mel, geleia real, pólen, veneno, cera e própolis.

A própolis tem despertado o interesse da sociedade nas últimas décadas por apresentar inúmeras propriedades terapêuticas e farmacológicas, tais como imunomoduladora, antimicrobiana, antitumoral, anti-inflamatória, antioxidante, entre outras (Bankova et al., 2000). Além disso, sua comercialização tem sido realizada intensamente nos últimos anos, sendo empregada especialmente na indústria farmacêutica (Banskota et al., 2001).

A própolis não é, contudo, uma nova descoberta, tendo sido utilizada em tempos remotos como medicamento na medicina popular em muitas partes do mundo. Os antigos egípcios utilizavam-na para embalsamar seus mortos; há relatos de sua utilização também em épocas de guerra, para cicatrização dos feridos (Ghisalberti, 1979).

Etimologicamente, a palavra própolis, de origem grega, significa: *pro* = em defesa, e *polis* = cidade. As abelhas utilizam-na para vedar frestas, recobrir superfícies irregulares ou insetos e eventuais invasores que morrem no interior da colmeia, com a finalidade de evitar sua decomposição. A própolis também protege a colônia de doenças, por apresentar propriedades antimicrobianas (Salatino et al., 2005).

A própolis é um material resinoso, encontrado em tons que variam do amarelo-esverdeado, passando pelo marrom-avermelhado ao negro. Esse material lipofílico apresenta aroma forte e característico, e possui forte propriedade adesiva.

As abelhas elaboram a própolis a partir de secreções de árvores, flores, folhas e pólen, sendo um conjunto complexo de substâncias, apresentando, de forma genérica, em sua composição *in natura*, 30% de ceras; resinas e bálsamos na proporção de 55%; óleos voláteis na proporção de 10% e cerca de 5% de pólen, além de impurezas (Woisky & Salatino, 1998).

As substâncias presentes na própolis geralmente não aparecem na secreção coletada pelas abelhas, mas sim como resultado de modificações enzimáticas após secreção das glândulas salivares ou da adição de cera e novos compostos, durante a elaboração da resina bruta coletada (Burdock, 1998).

O método de preparo dos extratos de própolis pode influenciar sua atividade, uma vez que os diferentes solventes solubilizam e extraem compostos diferentes. Os extratos mais utilizados experimentalmente são os etanólicos, em diferentes concentrações, o metanólico e o aquoso (Cunha et al., 2004).

Bankova et al. (1992), utilizando recursos como cromatografia gasosa e espectrometria de massa (GC-MS) para separação e identificação de componentes, viabilizaram a descoberta de mais de 180 constituintes na própolis, sendo o maior grupo de compostos formado pelos flavonoides. Sua composição química pode variar de acordo com a flora disponível; em 2001, cerca de 300 componentes foram identificados em sua composição química (De Castro, 2001).

Nossa amostra de própolis, coletada na Fazenda Experimental Lageado, Unesp, câmpus de Botucatu, foi analisada por cromatografia gasosa (GC), cromatografia gasosa associada a espectrometria de massa (GC-MS) e cromatografia em camada delgada (TLC), revelando que seus principais grupos são compostos fenólicos (flavonoides, ácidos aromáticos, benzopiranos), di- e triterpenos, óleos essenciais, entre outros (Boudourova-Krasteva et al. 1997; Bankova et al. 1998a, 1998b).

Os principais constituintes de nossa amostra de própolis foram isolados e identificados: flavonoides presentes em pequenas quantidades (4'-O-metil caempferol, 5,6,7-trihidroxi-3,4'-dimetoxiflavona, aromadendrina-4'-metil éter); ácido $p$-cumárico prenilado e dois benzopiranos: $E$ e $Z$ 2,2-dimetil-6-carboxietenil-8-prenil-2H-benzopiranos); óleos essenciais (espatulenol, (2Z,6E)-farnesol, benzoato de benzila e acetofenonas preniladas); ácidos aromáticos (ácido diidrocinâmico, ácido $p$-cumárico, ácido ferúlico, ácido cafeico, ácido 3,5-diprenil-$p$-cumárico, 2,2-dimetil-6--carboxi-etenil-8-prenil-2H-1-benzo-pirano); di- e triterpenos, entre outros.

O efeito da sazonalidade sobre a composição química da própolis sempre foi aventado em congressos e simpósios. Nas zonas temperadas do hemisfério Norte, as abelhas produzem própolis somente no verão, incluindo o final da primavera e o começo do outono. No Brasil, a coleta de própolis procede o ano todo, e variações sazonais são possíveis. Essas variações são importantes para a aplicação prática da própolis: sua coleta poderia se dar na estação do ano em que esse apiterapêutico apresentasse as maiores concentrações de compostos biologicamente ativos.

Assim, coletamos amostras de própolis produzida por abelhas africanizadas e europeias ao longo de um ano, para posterior análise de sua constituição, bem como para avaliar seus efeitos em diferentes ensaios biológicos.

Nossos resultados evidenciaram que variações sazonais na composição da própolis não são significantes e são predominantemente quantitativas, havendo concentrações significativas dos compostos biologicamente ativos em todas as estações sazonais. Esse fato é uma indicação de que as abelhas coletam a própolis do mesmo grupo de plantas, havendo predominância de uma fonte vegetal. Também não foram evidenciadas diferenças quanto à subespécie de abelha produtora de própolis, sendo sua composição qualitativamente idêntica (Boudourova-Krasteva et al. 1997; Bankova et al. 1998a, 1998b).

O conhecimento sobre as plantas fontes de própolis não é apenas de interesse acadêmico, podendo servir como base para padronização química da própolis (Bankova et al., 2000).

A composição química da própolis é muito complexa e depende da fonte vegetal disponível. Exsudatos do broto de diferentes espécies de álamo, especialmente de *Populus nigra*, são as principais fontes de própolis nas zonas temperadas, incluindo a Europa, a Ásia e a América do Norte, não crescendo em regiões tropicais e subtropicais. Amostras provenientes dessas regiões são caracterizadas por uma composição química similar, e os constituintes mais importantes parecem ser fenólicos: flavonoides, ácidos aromáticos e seus ésteres (ibidem).

Dentre a grande flora encontrada em nosso país, tem sido sugerido que as espécies *Araucaria angustifolia* (Bertoloni) Otto Kuntze, popularmente conhecida como "pinheiro--do-Paraná", *Baccharis dracunculifolia* DC, conhecida como "alecrim do campo" ou "vassourinha", e *Eucalyptus citriodora* Hook poderiam ser importantes fontes desse apiterápico. Assim, iniciamos nossas investigações sobre a possível contribuição dessas plantas quanto à origem da própolis produzida em nosso apiário.

A primeira destas (*Araucaria*) demonstra imponência, destacando-se na paisagem por apresentar, quando adulta,

PRÓPOLIS E IMUNIDADE **17**

copa em forma de candelabro (Duratex, 1989) e folhas agudíssimo-pungentes (Lorenzi, 1982). Árvore longeva atingindo geralmente 50 metros de altura caracteriza-se por apresentar tronco retilíneo revestido por uma casca externa, persistente e áspera, e outra interna, resinosa e esbranquiçada. Sua importância está na produção de madeira serrada e roliça, celulose e papel, artesanatos, reflorestamento ambiental, entre outros (Carvalho, 1994).

Já a *Baccharis* é uma planta arbustiva e muito ramificada, atingindo em média 3 metros de altura. Largamente distribuída pelas principais regiões de pecuária do país, possui algumas propriedades medicinais, sendo popularmente utilizada para facilitar a digestão e no combate à febre (Lorenzi, 1982).

Há cerca de 500 espécies de eucaliptos encontradas no Brasil, sendo geralmente árvores altivas com tronco retilíneo, de cascas descamantes, medindo cerca de 40 metros. Algumas espécies são melíferas (Duratex, 1989). Bankova et al. (1996) verificaram que os diterpenos, encontrados primeiramente na própolis brasileira e que demonstraram eficiente atividade antibacteriana, são provenientes de algumas espécies de *Araucaria*, indicando ser essa uma possível fonte de própolis em nosso país. Alguns ácidos, obtidos por meio de fracionamento de diterpenos, são componentes da resina de muitas coníferas (Fujii & Zinkel, 1984; Fang et al., 1989, 1993), incluindo *Araucaria* spp (Caputo et al., 1974), sendo seus isômeros também encontrados em *Baccharis* spp (Jakupovic et al., 1986).

Extratos de plantas fontes de própolis, contendo seus constituintes fisiologicamente ativos, poderiam ser avaliados em medicina humana ou veterinária com os mesmos propósitos.

Para avaliar as possíveis fontes de própolis em nosso apiário, realizamos minuciosa observação da visita das plantas por abelhas africanizadas na Fazenda Experimental Lageado, Unesp, câmpus de Botucatu, submetendo-as posteriormente a identificação no Departamento de Botânica desse Instituto, e exsicatas delas foram registradas no Herbário Botu.

Foram coletadas as porções apicais de *Araucaria* e *Baccharis* e pedaços do tronco de *Eucalyptus* – partes da planta preferencialmente visitadas pelas abelhas. Esse material foi imerso imediatamente em acetona, por 2 minutos, para que fossem extraídas somente as secreções superficiais, sem extração dos tecidos vegetais. Após utilização de rotavapor e concentração dos extratos, foi realizada a caracterização química desses.

Os resultados obtidos permitiram evidenciar a ocorrência ou não de componentes desses extratos na constituição química da própolis. Verificamos que a principal fonte vegetal de própolis em nosso apiário, em Botucatu (SP), é *Baccharis dracunculifolia* DC., seguida de *Eucalyptus citriodora* Hook e *Araucaria angustifolia* (Bert.) O. Kuntze.

Os principais componentes identificados no exsudato de *B. dracunculifolia* e na própolis foram quase os mesmos: ácido diidrocinâmico, ácido *p*-cumárico, ácidos prenil- e diprenil-*p*-cumárico e flavonoides, em concentrações similares. Por sua vez, compostos identificados na própolis apresentaram-se totalmente ausentes no exsudato de *Baccharis*. Nossos resultados evidenciaram também que os principais componentes da resina de *Eucalyptus citriodora* foram ácidos aromáticos – uma classe de compostos usualmente encontrada na própolis, e açúcares. Exsudatos de *Araucaria angustifolia* apresentaram traços de ácidos aromáticos, consistindo especialmente de ácidos diterpênicos (Bankova et al. 1999).

É importante salientar que a identificação de compostos oriundos das três espécies vegetais aqui relatadas não exclui a possibilidade de outras plantas serem fonte para coleta de material e posterior elaboração da própolis, embora Bankova et al. (2000) tenham mencionado que as abelhas não mudam sua composição química em uma região geográfica específica, por visitarem essencialmente as mesmas fontes vegetais.

Teixeira et al. (2005) relataram que as abelhas africanizadas possuem preferência por *Baccharis dracunculifolia* como fonte de própolis no Brasil. Substâncias voláteis, provenientes dos ductos resiníferos ou dos tricomas glandulares, são atrativos para coleta de resina pelas abelhas. As abelhas fragmentam ápices vegetativos de *Baccharis* (brotos, primórdios de folha e folhas jovens). Os fragmentos na mandíbula têm aspecto pegajoso, indicando liberação de substâncias resinosas dos tricomas e dutos. Utilizando o primeiro par de patas, as abelhas movem a massa resinosa para as patas medianas e, finalmente, a colocam na corbícula. O tempo gasto do início da coleta ao depósito da resina na corbícula é, em média, 7 minutos. A frequência de visitas varia, dependendo de vários fatores, entre os quais a demanda de própolis na colmeia. Bastos (2001) relatou que as abelhas não coletam o material resinoso de *B. dracunculifolia* quando essa planta está em floração, mas sim durante seu crescimento, período em que as rotas biossintéticas responsáveis pela produção de metabólitos secundários no vegetal são sensíveis a fatores como variações climáticas e ambientais, e interação com insetos e predadores.

Bankova (2005b) relatou que a composição química distinta de amostras de própolis de origens geográficas diferentes poderia levar à expectativa de que suas propriedades biológicas também seriam diferentes. Entretanto, em muitos casos, essa conjectura não procede. A própolis é um mecanismo de defesa das abelhas contra infecções, e suas atividades antibacteriana e antifúngica se devem especialmente a flavononas, flavonas, ácidos fenólicos e seus ésteres para a própolis europeia, enquanto essas atividades se devem aos ácidos *p*-cumáricos prenilados e diterpenos para a própolis brasileira.

O fato de que diferenças na composição química estejam associadas ao mesmo tipo de atividade biológica e, em alguns casos, a uma atividade da mesma magnitude é surpreendente. Uma padronização universal para a composição química da própolis seria impossível e, por essa razão, sua investigação detalhada, sua origem botânica e suas propriedades biológicas apresentadas são importantes para especificar e identificar distintas amostras desse apiterápico (Bankova, 2005a).

# 2
# PRÓPOLIS E
# EFEITOS COLATERAIS

O grande número de componentes químicos encontrados na própolis pode justificar a existência de inúmeras atividades biológicas atribuídas a esse produto, ou mesmo ao sinergismo entre alguns de seus componentes. Pode-se, entretanto, aventar a hipótese de que sua complexa composição poderia acarretar efeitos prejudiciais ao organismo.

A biodisponibilidade dos compostos da própolis, após sua ingestão, afeta diretamente suas propriedades biológicas, e fatores como absorção, biotransformação e propriedades químicas dos compostos influenciam suas atividades (Walle, 2004).

Kaneeda & Nishina (1994), após tratamento de camundongos por via oral com extrato etanólico de própolis brasileira, não observaram anormalidades anatômicas nesses animais, sugerindo a ausência de efeitos colaterais decorrentes da administração desse produto.

Em virtude da carência de publicações que evidenciassem possíveis efeitos colaterais após administração da própolis, investigamos alterações em componentes bioquímicos de significado clínico. Para tal, ratos Wistar foram tratados com solução hidroalcoólica de própolis por via oral, quatro vezes ao dia. Após 24 horas, os animais foram sacrificados e o soro foi utilizado para determinação da concentração de proteínas totais e da atividade específica da alanina amino-transferase (ALT), amilase e Cu-Zn superóxido dismutase (SOD). Neste trabalho, concluímos que a própolis apresenta atividade antioxidante, não sendo observadas alterações nas atividades específicas da amilase e da ALT, sugerindo a ausência de danos ao pâncreas e fígado, respectivamente (Sforcin et al., 1995).

Lauwerys et al. (1995) mencionaram a importância da escolha de componentes biológicos a serem determinados em estudos sobre a relação dose-efeito, especialmente quando o mecanismo de ação do composto, como a própolis, por exemplo, não é totalmente elucidada. Assim, alterações nessas variáveis favorecem a compreensão de efeitos biológicos associados ao tratamento.

Em 2002, demonstramos que a administração de pró-polis (10%) a ratos, duas vezes ao dia, durante três dias consecutivos, não induziu alterações na concentração sérica de proteínas totais, glicose, ureia, creatinina, triglicérides, colesterol, HDL-colesterol, bem como nas atividades específicas das transaminases (AST e ALT) e da desidrogenase lática (LDH). Nesse trabalho, observamos também a ausência de efeito da sazonalidade sobre a atividade da própolis em variáveis bioquímicas (Sforcin et al., 2002b).

Dando continuidade a esses trabalhos, iniciamos um novo projeto de pesquisa, avaliando o efeito de diferentes concentrações de própolis (1, 3 e 6 mg/kg/dia), o efeito de diferentes extratos (aquoso e etanólico) e o efeito da administração de própolis a ratos em longo prazo (30, 90 e 150 dias). Não houve alterações significativas quanto à concentração sérica de lipídios totais, triglicérides, coles-terol, HDL-colesterol, e nem na atividade específica da AST e LDH, sugerindo a ausência de efeitos colaterais após tratamento com esse produto apícola (Mani et al., 2006). O peso corpóreo dos ratos foi mensurado em todos os expe-

PRÓPOLIS E IMUNIDADE  23

rimentos realizados junto a esse projeto, verificando que a administração desse produto apícola não induziu alterações no peso dos animais. Cuesta et al. (2005) também não observaram mortalidade nem alterações na taxa de crescimento de peixes após consumo diário de ração contendo própolis, durante seis semanas.

Burdock (1998) relatou a ausência de toxicidade da própolis, mencionando que a DL50 desse produto apícola variou de 2 a 7,3 g/kg em camundongos, e que a concentração segura para uso humano seria 1,4 mg/kg/dia, ou aproximadamente 70 mg/dia.

Embora raros, alguns casos de alergia à própolis e dermatite de contato foram relatados (Callejo et al., 2001), em contraste à comum alergia ao mel, o qual contém alérgenos derivados das flores. Apicultores apresentam frequentemente sensibilidade à própolis.

Os casos de alergia à própolis não estão relacionados a um alérgeno principal, mas sim a vários deles, dependendo da fonte vegetal da própolis (Hegyi et al., 1990). Silvani et al. (1997) relataram casos de indivíduos com psoríase que aplicaram cremes a base de própolis, apresentando posteriormente dermatite de contato. Rudeschko et al. (2004) avaliaram o caso de um apicultor alérgico e identificaram um alérgeno de 13 kda presente no corpo das abelhas, nas larvas e no ácaro *Varroa* (causador de doença apícola), enquanto a própolis não se apresentou como alergênica a esse indivíduo, sugerindo que a alergia desse apicultor se deu pela inalação de material da colmeia, durante o seu manejo. Em 2005, Gulbahar et al. (2005) relataram o caso de um apicultor com dermatite de contato psoriasiforme e reação eritematosa papular positiva à própolis.

Visando avaliar o efeito direto da própolis sobre mastócitos de pulmão de cobaia, bem como sobre a liberação de histamina induzida por estímulos seletivos, verificamos que esse produto apícola não teve efeito sobre a liberação de histamina. Entretanto, em concentrações elevadas, a própolis ativou mastócitos diretamente, promovendo liberação de mediadores inflamatórios, o que pode estar relacionado a processos alérgicos em indivíduos sensíveis à própolis (Orsi et al., 2005b).

# 3
# ATIVIDADE ANTIMICROBIANA DA PRÓPOLIS

A propriedade antimicrobiana da própolis tem sido amplamente investigada por meio de ensaios que comprovaram sua atividade antibacteriana, antiviral, antifúngica e antiprotozoária (Kujumgiev et al., 1999; Vynograd et al., 2000).

Em 2000, publicamos nosso primeiro trabalho sobre a ação antibacteriana da própolis, investigando o efeito da sazonalidade sobre sua atividade. Foi avaliado o comportamento de bactérias Gram-positivas (*Staphylococcus aureus*) e Gram-negativas (*Pseudomonas aeruginosa, Escherichia coli* e *Salmonella* Typhimurium) ante diferentes concentrações de própolis, a fim de determinar a concentração inibitória mínima (CIM) do crescimento dessas.

Verificamos a eficiente ação inibitória da própolis contra bactérias Gram-positivas, enquanto bactérias Gram-negativas foram mais resistentes. O efeito inibitório da própolis (CIM = 0,5% v/v) sobre *S. aureus* ocorreu após seis horas de incubação, enquanto o crescimento de *E. coli* somente foi inibido em concentrações mais elevadas de própolis (CIM = 8% v/v) e após 24 horas de incubação.

Com relação aos efeitos do etanol, utilizado como solvente da própolis, sua ação inibitória somente foi observada na concentração de 15%, podendo concluir que a atividade antibacteriana, nesses ensaios, se deu exclusivamente pelos componentes da própolis. Não houve efeito da sazonalidade sobre a atividade da própolis nesse ensaio (Sforcin et al., 2000). Uma possível explicação para esses resultados refere-se ao fato de que a própolis foi obtida na mesma região geográfica, e diferenças na composição química e atividades biológicas podem ser encontradas em amostras coletadas em diferentes regiões, especialmente em virtude da flora local e de fenômenos fenológicos.

*Salmonella* é um dos frequentes agentes de contaminação alimentar e infecções, sendo um problema de saúde pública mundial. Assim, avaliamos a ação da própolis sobre dois sorovares: *Salmonella* Enteritidis, isolada de alimentos, e *Salmonella* Typhimurium, isolada de infecções humanas, verificando que ambas foram inibidas em concentrações elevadas de própolis (CIM = 10,0% v/v) (Orsi et al., 2005c), o que está de acordo com nossos resultados anteriores (Sforcin et al., 2000) e com o de outros autores (Grange & Davey, 1990). Enquanto a própolis apresentou ação bactericida sobre essas linhagens, o etanol 70% apresentou somente ação bacteriostática.

Quanto aos possíveis mecanismos propostos para a ação antibacteriana da própolis, Takaisi-Kikuni & Schilcher (1994) relataram que esse apiterápico interfere na divisão de *Streptococcus agalactiae*, promovendo desorganização do citoplasma e inibição da síntese proteica. Mirzoeva et al. (1997) observaram que a própolis altera a permeabilidade iônica da membrana bacteriana. O gradiente eletroquímico de prótons ao longo da membrana é essencial para a síntese de ATP e transporte na membrana. Assim, os efeitos da própolis na permeabilidade e potencial de membrana contribuem para sua ação citotóxica. Esses mesmos autores propuseram também que a própolis inibe a motilidade bacteriana, em razão da interação com compostos como derivados do ácido cinâmico e flavonoides, bem como do sinergismo entre vários componentes, que poderiam atuar como ionóforos.

Em 2005, Cushnie & Lamb (2005) relataram que a galangina, um dos componentes antimicrobianos da própolis, induz aumento na perda de potássio em *Staphylococcus aureus*, atribuindo esse efeito tanto a dano direto na membrana citoplasmática da bactéria como a um dano indireto, mediante enfraquecimento da parede bacteriana com consequente lise osmótica.

Os quadros clínicos de infecção por *Salmonella* são autolimitados, ou seja, o próprio organismo consegue eliminar o agente causador da infecção sem a necessidade de uma terapia com antibióticos, cessando após dois a cinco dias. Entretanto, em alguns casos, como na contaminação por *Salmonella* Typhi (responsável pela febre tifoide em humanos), a administração de antibióticos é fundamental para a plena recuperação do paciente (Threlfall, 2002), o qual, sem tratamento adequado, pode desenvolver diversas doenças como infecção extraintestinal, miocardites e danos à medula óssea (Everest et al., 2001).

Visando avaliar um possível sinergismo entre a própolis e agentes antimicrobianos, antibióticos pertencentes aos principais grupos de antimicrobianos foram utilizados, abrangendo os seguintes mecanismos pelos quais interferem no crescimento bacteriano:

- antimicrobianos que atuam na parede bacteriana: Amoxilina, Ampicilina e Cefalexina;
- antibióticos que atuam na síntese proteica: Cloranfenicol, Neomicina e Tetraciclina;
- antibióticos que atuam no DNA bacteriano: Ciprofloxacina e Norfloxacina;
- antibióticos que atuam no metabolismo bacteriano: Cotrimoxazol.

O possível sinergismo foi investigado utilizando-se meia e um quarto da concentração inibitória mínima da própolis e dos antimicrobianos, por meio da contagem de células viáveis em razão do tempo de incubação. As amostras de própolis estudadas apresentaram efeito sinérgico com antibióticos utilizados contra *Salmonella* Typhi, sendo esse sinergismo mais eficiente com antimicrobianos que atuam na parede bacteriana e na síntese proteica. Esse trabalho encontra-se em fase de redação, para posterior publicação.

Dobrowolski et al. (1991) verificaram que a própolis apresenta ação fungicida, especialmente contra agentes causadores de micoses superficiais. Lilenbaum & Barbosa (1994) observaram os efeitos fungistático e fungicida da própolis, relatando a sensibilidade de leveduras a esse apiterápico.

Com o intuito de comparar a atividade da própolis coletada durante as quatro estações sazonais, realizamos ensaios *in vitro* para avaliar sua ação sobre *Candida albicans* e *Candida tropicalis*, isoladas de infecções humanas. Nossos resultados evidenciaram que ambas foram suscetíveis a baixas concentrações de própolis, sendo *C. albicans* mais suscetível (CIM = 3,0% v/v) do que *C. tropicalis* (CIM = 3,8% v/v). Efeitos inibitórios do etanol, utilizado como solvente da própolis, somente foram observados em concentrações muito superiores às da própolis. Não houve diferenças quanto ao efeito da sazonalidade sobre a concentração inibitória mínima de própolis (Sforcin et al., 2001).

As abelhas da subfamília Meliponinae, conhecidas popularmente como abelhas sem ferrão, são amplamente distribuídas nas áreas tropicais e subtropicais (Kerr, 1987). Ainda em 2001, investigamos a ação antibacteriana da própolis produzida por abelhas africanizadas, comparando-a com aquela produzida pelos seguintes meliponíneos: *Nannotrigona testaceicornis*, ou "Iraí", *Tetragonisca angustula* (Jataí), *Trigona spinipes* (Arapuá), *Scaptotrigona* sp (Tiúba), *Partamona* sp (Cupira), *Melipona scutellaris* (Uruçu), *Me-*

*lipona* sp (Manduri) e *Melipona mandacaia* (Mandaçaia). Verificamos novamente que as bactérias Gram-positivas (*Staphylococcus aureus* e *Enterococcus* sp) foram mais suscetíveis que as Gram-negativas (*Escherichia coli*), sendo a atividade da própolis produzida por "Cupira" e "Manduri" semelhante àquela produzida por *Apis mellifera*. A própolis produzida por "Iraí" foi a amostra com atividade antibacteriana menos efetiva (Fernandes Jr. et al., 2001).

Velikova et al. (2000) avaliaram a composição química e a atividade biológica da própolis produzida por meliponíneos; os autores relataram que a constituição da própolis não é afetada pelas espécies de abelhas e nem pela região geográfica onde é produzida, e sugeriram que os meliponíneos parecem explorar distâncias curtas, elaborando a própolis a partir das primeiras plantas que encontram durante o voo.

Com relação à ação antiparasitária da própolis, *Trypanosoma cruzi*, o agente etiológico da doença de Chagas, apresentou-se sensível à ação desse produto apícola *in vitro* (Higashi & De Castro, 1994). Em camundongos infectados experimentalmente com *T. cruzi*, a administração oral de própolis, bem como quando oferecida no bebedouro ou adicionada à ração, não reduziu a parasitemia e nem a taxa de sobrevivência dos animais (De Castro & Higashi, 1995). Salomão et al. (2004) verificaram que amostras de própolis do Brasil e da Bulgária apresentaram atividade antiparasitária similar contra *T. cruzi in vitro*.

A giardíase é considerada um importante problema de saúde pública nos países em desenvolvimento, sendo uma das causas mais comuns de diarreia em crianças, as quais, em consequência da infecção, muitas vezes apresentam problemas de má nutrição e retardo no desenvolvimento. *Giardia duodenalis* parasita o intestino delgado de vários mamíferos, aves, répteis e anfíbios, apresentando duas formas evolutivas: o cisto e o trofozoíto. Entre os medicamentos empregados no tratamento da infecção por *G.*

*duodenalis* incluem-se os derivados dos nitroimidazóis, dos nitrofuranos e dos corantes de acridina. De modo geral, esses agentes têm sido eficazes no tratamento da giardíase. Contudo, o tratamento ainda apresenta inconvenientes associados à alta incidência de efeitos colaterais, especialmente em crianças que, em razão de reinfecções, necessitam ser tratadas várias vezes (Thompson et al., 1993).

O metronidazol é um dos agentes mais utilizados para o tratamento da giardíase, sendo capaz de eliminar a infecção em 80% a 95% dos indivíduos tratados. Entretanto, esse quimioterápico apresenta efeitos colaterais como náuseas, vômitos, vertigens, dores de cabeça e, em alguns pacientes, complicações como toxicidade ao sistema nervoso central e leucemia (ibidem). Entre as limitações do uso do metronidazol, há também seus efeitos carcinogênico e mutagênico. Ademais, além dos efeitos adversos, tem sido relatada a baixa eficácia desse agente na eliminação do parasita no intestino, fato que tem sido associado à resistência de cepas de *Giardia* ao tratamento (Kulda & Nohyhova, 1995; Barat & Bloland, 1997).

Diante dessas considerações, é grande o interesse em obterem-se novas substâncias eficientes contra o parasita e menos agressivas ao hospedeiro. Considerando o potencial terapêutico da própolis e a necessidade de novas alternativas para o tratamento da giardíase, avaliamos a atividade da própolis *in vitro* sobre o crescimento e aderência de trofozoítos de cepa de *G. duodenalis* isolada e axenizada em Botucatu (SP).

A própolis apresentou ação eficiente sobre o crescimento *in vitro* de trofozoítos de *Giardia*, variando de acordo com sua concentração e período de incubação. Seu efeito também foi evidenciado sobre a aderência do parasita à mucosa do intestino, visto que esse evento constitui importante fator para sobrevivência e estabelecimento da infecção.

Além da atividade da própolis sobre o crescimento e aderência de *Giardia*, observamos que trofozoítos incubados com própolis durante 24, 48, 72 e 96 horas apresentaram alterações caracterizadas por aumento do tamanho e diminuição da motilidade flagelar, reduzindo a viabilidade do parasita (Freitas et al., 2006).

# 4
# AÇÃO IMUNOMODULADORA DA PRÓPOLIS

## Ação da própolis sobre macrófagos

Pouco era sabido sobre o efeito imunomodulador da própolis quando do início de meu doutoramento, em 1994. A partir de então, novas informações foram sendo publicadas na literatura pertinente e forneceram importantes contribuições junto a essa área de investigação.

Em modelos de imunossupressão, a administração de própolis preveniu os efeitos induzidos pela ciclofosfamida e aumentou a porcentagem de sobrevivência dos animais (Dimov et al., 1991). Esses mesmos autores verificaram que a própolis apresenta ação moduladora sobre a imunidade inespecífica, especialmente na ativação de macrófagos. A própolis estimula a produção de citocinas, como IL-1β e TNF-α, por macrófagos peritoneais de camundongos (Dimov et al., 1991; Moriyasu et al., 1994). A própolis modula, tanto *in vivo* como *in vitro*, a produção do componente C1q em macrófagos, bem como a função dos receptores do complemento nessas células, diretamente ou via citocinas (Dimov et al., 1992). A própolis também aumenta a mobilidade e o espraiamento de macrófagos (Tatefuji et al., 1996).

A exposição de macrófagos a vários estímulos, como o contato direto com o antígeno opsonizado com anticorpos ou componentes do sistema complemento, PMA (*phorbol miristate acetate*), concanavalina A (Con A), imunocomplexos, leucotrienos, peptídeo quimiotático fMLP (n-formil-metionil-leucil-fenilalanina), citocinas, entre outros, pode induzir alterações metabólicas e geração de metabólitos derivados do oxigênio. O maior consumo de oxigênio por fagócitos induz aumento no metabolismo oxidativo dessas células.

A NADPH oxidase é uma enzima presente nas membranas celulares, tornando-se ativa quando a célula entra em contato com os diferentes estímulos, sendo composta por várias subunidades, incluindo o flavocitocromo conhecido como citocromo $b_{558}$. Na célula em repouso, essas subunidades encontram-se no citosol, e, quando o fagócito é estimulado, as subunidades citosólicas se ligam às subunidades associadas à membrana, constituindo a oxidase ativa, a qual catalisa a produção do ânion superóxido ($O_2^-$) a partir de oxigênio e NADPH, culminando em liberação de $O_2^-$ para o meio extracelular e para o interior da vesícula fagocítica. O $O_2^-$, além de microbicida e potente indutor de danos celulares, serve como substrato para geração de outros componentes extremamente ativos, como o radical hidroxil (OH·), hipoclorito (OCl⁻) e peróxido de hidrogênio ($H_2O_2$).

A superóxido dismutase (SOD) catalisa a conversão de $O_2^-$ a $H_2O_2$ e $O_2$. O peróxido de hidrogênio gerado pode ser convertido em $H_2O$ e $O_2$, por ação da catalase ou, por ação da glutationa oxidase, gerando $H_2O$ e a forma oxidada da glutationa (GSSG), sendo esta última convertida a GSH pela glutationa redutase. O radical hidroxil (OH·) pode ser produzido pela reação entre $H_2O_2$ e metais como ferro ou cobre, e o hipoclorito (OCl⁻) pode ser formado por meio da mieloperoxidase, a partir de $H_2O_2$ e oxidação de íons haletos, sendo o principal produto formado, em razão da alta concentração de íons Cl⁻ nos fluidos corpóreos. O oxi-

PRÓPOLIS E IMUNIDADE **35**

gênio singleto ($^1O_2$) é gerado pela reação entre $H_2O_2$ e um halogênio oxidado. Os oxidantes produzidos pelos fagócitos podem danificar importantes biomoléculas e são capazes de destruir microrganismos fagocitados, estando envolvidos também no dano tecidual associado a doenças inflamatórias (Moonis et al., 1992; Brown, 1995; Babior, 2000).

Antioxidantes são classicamente definidos como moléculas que, presentes em concentrações menores que as biomoléculas, podem prevenir, proteger ou reduzir a extensão da destruição oxidativa dessas, como a glutationa peroxidase, a catalase e a superóxido dismutase. Outros antioxidantes, como o ácido ascórbico (vitamina C) e o tocoferol (vitamina E), apresentam-se como antioxidantes não enzimáticos. Assim, há um equilíbrio entre a geração e destruição dos agentes oxidantes, os quais podem apresentar efeitos benéficos, bem como deletérios ao organismo (Novelli, 2005).

Avaliando o efeito da própolis *in vitro* sobre o estado de ativação de macrófagos peritoneais de camundongos BALB/c, verificamos que esse apiterápico induz elevação na produção de $H_2O_2$ (Orsi et al., 2000). Ivanovska et al. (1993), investigando os efeitos de compostos isolados da própolis complexados com lisina, verificaram que o ácido cinâmico inibe a liberação de $H_2O_2$ por macrófagos peritoneais, enquanto o ácido cafeico induz sua produção. Simões et al. (2004), em ensaios de quimioluminescência com neutrófilos de coelhos, observaram efeito inibitório da própolis e de alguns de seus componentes sobre a produção de ânion superóxido por essas células. Esses resultados são interessantes, pois a inibição da explosão respiratória poderia levar à persistência de antígenos no hospedeiro. Entretanto, o mecanismo de ação da própolis sobre a produção de radicais livres por macrófagos ainda não está elucidado (Cuesta et al., 2005).

Outro indicativo do estado de ativação de macrófagos é a geração de óxido nítrico (NO), o qual tem sido relatado como um importante mecanismo microbicida de macrófagos (Chan et al., 1992). A óxido nítrico sintase (NOS) catalisa a produção de NO e citrulina a partir da arginina, oxigênio e NADPH (Macfarlane et al., 1999; Novelli, 2005).

O NO, gás solúvel em água, reage com o oxigênio e seus reativos intermediários, gerando outros radicais ($NO_2$, $NO_2^-$, $NO_3^-$, $N_2O_3$ e $ONOO^-$). Nos meios biológicos, a maioria dessas formas aparece dentro de poucos segundos após a NOS tornar-se cataliticamente ativa. Monócitos e macrófagos ativados produzem espécies reativas do oxigênio nas mesmas circunstâncias em que produzem NO, podendo alternativamente haver reação entre eles e geração de produtos mais potentes, como o peroxinitrito ($ONOO^-$), proveniente da reação entre NO e $O_2^-$ (Macmicking et al., 1997).

A iNOS está ausente nas células em repouso, mas sua expressão é induzida em resposta a estímulos como lipossacárideos (LPS), IFN-$\gamma$, TNF-$\alpha$ e IL-1. A consequente produção de NO é um importante mecanismo microbicida por inibir a síntese de DNA, a respiração mitocondrial e o transporte ativo na membrana de fungos e bactérias. Além disso, o NO também é um importante neurotransmissor, vasodilatador e agente indutor do reparo tecidual (Chakraborty et al., 2006).

Em nossos ensaios, a própolis inibiu a geração de NO por macrófagos peritoneais (Orsi et al., 2000). Moriyasu et al. (1994) também observaram que a própolis inibe a produção de NO por macrófagos estimulados por LPS. Hu et al. (2005) avaliaram a ação dos extratos aquoso e etanólico de própolis em modelo murino de inflamação aguda, verificando que ambos inibiram a geração de NO. O mais potente supressor da expressão de NOS2 em macrófagos murinos é o TGF-$\beta$1, o qual pode desestabilizar o mRNA, retardando a síntese de NOS2 e acelerando sua degradação (Macmicking et al., 1997). De fato, a concentração de TGF-$\beta$1 apresenta-se elevada no sobrenadante da cultura de células mononucleares do sangue periférico ou de células T, após incubação com própolis (Ansorge et al., 2003), sendo essa uma das possíveis explicações para o efeito inibitório da própolis sobre a produção de NO.

Após tratamento de camundongos com própolis durante três dias consecutivos, macrófagos peritoneais foram ativados *in vitro* com IFN-$\gamma$, produzindo maiores quantidades de $H_2O_2$ e NO em relação às células não ativadas (controle). Esse fato sugere que o tratamento com própolis torna os macrófagos mais responsivos a estímulos como o IFN-$\gamma$. Entretanto, dependendo da concentração desse apiterápico, animais tratados com própolis e estimulados com IFN-$\gamma$ apresentaram inibição na geração de $H_2O_2$ e NO (Orsi et al., 2000).

Os efeitos da própolis foram analisados quanto ao estado de ativação de macrófagos obtidos de camundongos BALB/c submetidos a estresse por imobilização, sendo realizadas também análises histopatológicas do timo, da medula óssea, do baço e das adrenais. Animais estressados apresentaram maior produção de $H_2O_2$ por macrófagos peritoneais, e o tratamento com própolis potencializou a geração de $H_2O_2$ e inibiu a produção de NO por essas células. A análise histopatológica de animais estressados não revelou alterações no timo, na medula óssea e nas adrenais, havendo, contudo, aumento no número de centros germinativos no baço. O tratamento com própolis impediu tais alterações no baço de animais estressados (Missima & Sforcin, no prelo).

A comprovação científica de propriedades biológicas semelhantes às da própolis, apresentadas por suas fontes vegetais, pode ser um forte argumento para a sua utilização em medicina humana e veterinária. Assim, avaliamos também o efeito das três principais fontes de própolis em nosso apiário (*Araucaria, Baccharis* e *Eucalyptus*) sobre o estado de ativação dessas mesmas células, mediante a determinação de intermediários reativos do oxigênio ($H_2O_2$) e do nitrogênio (NO).

Os dados obtidos permitiram concluir que o extrato isolado dessas plantas não exerceu efeito sobre a produção de tais metabólitos (Lopes et al., 2003). A ação da própolis é uma consequência dos produtos derivados das plantas, posteriormente metabolizados após adição de secreções das abelhas. Ademais, pode haver efeitos sinérgicos dos componentes responsáveis pelos diferentes efeitos farmacológicos desse produto apícola.

Considerando que *Baccharis dracunculifolia* DC é a principal fonte de própolis em nosso apiário e dando continuidade a esses ensaios, avaliamos o efeito do extrato total das partes aéreas, extrato do lavado glandular, extrato das folhas, extrato das raízes e óleo essencial dessa planta, bem como de substâncias purificadas, sobre o estado de ativação de macrófagos. Os dados revelaram que o extrato do lavado glandular, o extrato das folhas e o extrato das raízes induziram elevação na geração de $H_2O_2$ por macrófagos. Com relação aos compostos isolados, o óxido de *Baccharis* e o friedelanol estimularam a produção de $H_2O_2$. Esses resultados sugerem uma ação ativadora de extratos e compostos isolados de *B. dracunculifolia* sobre macrófagos (Missima et al., 2007). Futuras investigações contribuirão para o melhor entendimento da ação imunomoduladora dos extratos dessa planta, bem como de seus metabólitos secundários.

Com o intuito de avaliar o efeito da própolis sobre a atividade microbicida de macrófagos, desenvolvemos alguns trabalhos, comparando, a partir de então, os efeitos da própolis brasileira com a própolis proveniente da Bulgária.

Para tal, avaliamos o efeito de várias concentrações de própolis sobre a atividade fungicida de macrófagos contra o fungo termalmente dimórfico *Paracoccidioides brasiliensis*, agente etiológico da paracoccidioidomicose. Essa micose humana sistêmica é uma das mais sérias micoses prevalentes na América Latina e a grande maioria dos indivíduos infectados desenvolve infecção pulmonar assintomática, embora alguns indivíduos apresentem manifestações clínicas, levando à disseminação da doença. Dados clínicos e experimentais indicam que a imunidade celular tem papel importante na imunidade do hospedeiro, enquanto altos títulos de anticorpos específicos estão associados à forma mais grave dessa doença. Modelos experimentais têm demonstrado o papel dos macrófagos nos mecanismos de resistência ao fungo (Borges-Walmsley et al., 2002).

Em nosso trabalho, macrófagos foram estimulados com própolis brasileira ou búlgara, e posteriormente desafiados com *P. brasiliensis*. A própolis aumentou a atividade fungicida de macrófagos, mas não significativamente. Embora esse aumento não tenha sido estatisticamente significativo, o fato tem sua importância biológica e merece ser levado em consideração, uma vez que a própolis foi capaz de ativar macrófagos e aumentar sua ação fungicida, mas menos eficientemente do que o interferon-gama (IFN-$\gamma$) citocina utilizada como controle positivo nesse ensaio. Com relação à própolis búlgara, também houve aumento não significativo na atividade fungicida de macrófagos, após incubação dessas células com essa amostra proveniente do Leste Europeu, não havendo diferenças em comparação à própolis brasileira (Murad et al., 2002).

Em trabalhos experimentais de outros pesquisadores de nosso Departamento utilizando células humanas, concentrações adequadas de fator de necrose tumoral (TNF-$\alpha$) juntamente com IFN-$\gamma$ aumentaram significativamente a atividade fungicida dessas células (Calvi et al., 2003). O processo de fagocitose é complexo e envolve a ligação do alvo à superfície do macrófago e posterior ingestão, o que usualmente ativa o *burst* respiratório. A própolis poderia exercer sua função aumentando diretamente a liberação de substâncias fungicidas por macrófagos, como os metabólitos derivados do oxigênio e do nitrogênio, bem como induzindo produção de citocinas proinflamatórias.

Continuando os ensaios sobre o efeito da própolis na atividade microbicida de macrófagos, iniciamos um novo projeto visando avaliar a ação de amostras de própolis brasileira e búlgara sobre a atividade bactericida de macrófagos contra *Salmonella* Typhimurium – agente causador da febre tifoide no homem. Camundongos infectados com esse sorovar apresentam infecção sistêmica que serve como modelo experimental para a febre tifoide (Schwan et al., 2000).

Alguns sorovares de *Salmonella* são parasitas intracelulares, podendo sobreviver e replicar dentro de fagócitos mononucleares e polimorfonucleares. A inibição da fusão fagossomo-lisossomo é fator importante para a sobrevivência de *Salmonella* dentro de macrófagos e para sua virulência (Buchmeier & Heffron, 1991). Por meio dos fagócitos, as bactérias são transportadas ao baço, fígado e outros órgãos (Huang et al., 1996). Em camundongos, infecções letais por *Salmonella* progridem rapidamente, ao passo que em infecções subletais o crescimento bacteriano é suprimido no final da primeira semana, por ação do TNF-$\alpha$ e IFN-$\gamma$ (Mastroeni et al., 1995).

A infecção por *Salmonella* depende da carga bacteriana, a qual pode influenciar a rapidez com que a bactéria invade o epitélio intestinal, infecta macrófagos e se dissemina no organismo (Schwan et al., 2000). Assim, em nosso trabalho, iniciamos os experimentos padronizando as diferentes proporções de macrófago/bactéria e diferentes períodos de incubação, verificando que as porcentagens mais elevadas de atividade bactericida ocorreram aos 60 minutos, nas proporções de 10:1, 1:1 e 1:10.

As amostras de própolis brasileira, bem como as provenientes da Bulgária induziram aumento da atividade bactericida de macrófagos contra S. Typhimurium, dependendo de sua concentração. Não houve diferença quanto às amostras de própolis, embora fossem provenientes de regiões geográficas distintas.

Realizamos ensaios para verificar um possível efeito citotóxico das amostras de própolis do Brasil e da Bulgária sobre a população de macrófagos, verificando que a incubação dessas células com própolis não interferiu em sua viabilidade.

Conforme observado em nossos resultados, a atividade bactericida de macrófagos contra *Salmonella* envolveu a participação de intermediários reativos do oxigênio e do nitrogênio (Orsi et al., 2005a). Entretanto, não se pode excluir um possível papel de outros mecanismos microbicidas, que poderão ser investigados em futuros projetos.

É importante mencionar que em todos os ensaios imunológicos foi avaliado o efeito do etanol (solvente da própolis), verificando a ausência de efeito do mesmo sobre os resultados obtidos.

## Ação da própolis sobre linfócitos e produção de anticorpos

Dimov et al. (1991) sugeriram que a ação imunomoduladora da própolis limita-se especialmente aos macrófagos, não influenciando a proliferação de linfócitos. Entretanto, Ivanovska et al. (1995) verificaram que esplenócitos de camundongos tratados com ácido cinâmico – constituinte da própolis – apresentaram capacidade aumentada em incorporar timidina na presença de mitógenos como LPS, fitohemaglutinina (PHA) ou Con A, sugerindo tendência proliferativa dessas culturas celulares na ausência de mitógenos. A concentração de IL-1$\beta$ no soro dos animais tratados com ácido cinâmico apresentou-se elevada, sugerindo que esse componente da própolis poderia ativar linfócitos, afetando os eventos iniciais da resposta imune específica.

Com o intuito de observar o efeito da própolis sobre a produção de citocinas proinflamatórias humanas, Bratter et al. (1999) verificaram que, após administração de cápsulas de própolis durante duas semanas, a concentração plasmática de TNF-$\alpha$, IL-1$\beta$, IL-6 e IL-8 não se alterou, embora a capacidade de produção de citocinas por células do sangue periférico estimuladas por LPS tenha aumentado significativamente.

Visando avaliar a influência do extrato de própolis sobre a resposta linfoproliferativa de camundongos, foram realizados ensaios *in vitro* e a ativação policlonal de linfócitos de camundongos tratados com própolis foi analisada, bem como a produção de IFN-$\gamma$.

A própolis apresentou efeito inibitório sobre a proliferação de linfócitos *in vitro* (Sá-Nunes et al., 2003). Outros autores demonstraram que flavonoides apresentam efeito imunossupressor na resposta linfoproliferativa (You et al., 1998). Considerando que nossa amostra de própolis contém flavonoides em sua composição química (Bankova et al., 1998b), a presença dessa classe de componentes seria uma das possíveis explicações para o efeito observado.

Ansorge et al. (2003) observaram que a própolis é capaz de suprimir a síntese de DNA de células mononucleares do sangue periférico e de células T humanas, não havendo, contudo, alteração da viabilidade celular na presença da própolis. Esse efeito foi mediado por alguns de seus componentes, tais como cafeato de fenil etila (CAPE), quercetina e hesperidina.

Verificamos também, em nossos experimentos, que a proliferação basal não foi afetada quando os animais foram tratados com própolis durante três dias. Entretanto, as células desses animais, quando estimuladas com Con A, apresentaram inibição na linfoproliferação, enquanto animais-controle apresentaram resposta proliferativa normal a esse mitógeno. Uma possível explicação para esses resultados pode ser a produção de citocinas com efeito antiproliferativo sobre células T, ou a indução de mediadores bioquímicos de macrófagos que poderiam diminuir a proliferação.

Em trabalhos prévios de nosso laboratório, demonstramos que o tratamento de macrófagos peritoneais com as mesmas concentrações de própolis foi capaz de modular a produção de óxido nítrico (Orsi et al., 2000). O NO é responsável pela inibição da síntese de DNA em várias células (Drapier & Hibbs, 1986), promoção de efeito citostático em células tumorais (Kwon et al., 1991; Pervin et al., 2001) e supressão da proliferação de células T em diferentes modelos experimentais. O tratamento com própolis poderia pré-ativar macrófagos esplênicos *in vivo* a produzir NO, o qual, por sua vez, poderia ser responsável pelo efeito inibitório sobre a proliferação de linfócitos.

A produção de NO por macrófagos ativados *in vitro* e *in vivo* é dependente de IFN-γ. Ainda avaliando o efeito do tratamento com própolis sobre a ativação de linfócitos, a produção de IFN-γ foi determinada no sobrenadante das culturas celulares, como outro parâmetro de ativação de células T e uma evidência indireta da produção de NO. Conforme observado, nossos resultados indicaram que o tratamento com própolis não induz produção de IFN-γ, mas esplenócitos desses animais, quando estimulados com Con A, produziram significativamente mais IFN-γ. Esses resultados corroboram nossa hipótese e sugerem indiretamente que o NO poderia inibir a linfoproliferação (Sá-Nunes et al., 2003).

A própolis inibe a produção de IL-12, IL-2, IL-4 e IL-10 humanas, enquanto a concentração de TGF-β1 apresenta-se elevada no sobrenadante da cultura de células mononucleares do sangue periférico ou de células T, após incubação com própolis. TGF-β1 e IL-10 podem ser produzidos por células T regulatórias. Considerando que a própolis induz aumento na produção de TGF-β1, essa citocina também pode ter influenciado a divisão celular, bem como diminuir a produção de citocinas. A IL-12 é uma citocina capaz de direcionar a diferenciação de células

T para o padrão Th1 de resposta. Uma vez que a própolis inibe a produção dessa citocina, bem como a produção de IL-2 e IL-4, foi sugerido que a própolis e seus constituintes poderiam inibir tanto as células Th1 como Th2 (Ansorge et al., 2003).

Visando elucidar um possível mecanismo de ação da própolis responsável pela regulação negativa do crescimento celular, Ansorge et al. (2003) investigaram uma das vias de sinalização das MAP (*mitogen-activated protein*) quinases, por meio da expressão do mRNA da Erk-2 (*extracellular- -signal-regulated kinase*), a qual é capaz de regular vários fatores de transcrição. Esses, por sua vez, controlam a regulação de certos genes dos linfócitos, como o da IL-2. Foi observada uma diminuição da expressão de Erk-2 quando as células mononucleares do sangue periférico foram incubadas com esse apiterápico, sugerindo ser essa uma das vias de sinalização afetada pela própolis, embora seu mecanismo de ação ainda careça de maiores investigações.

Outra explicação para o fato de que a própolis inibe a linfoproliferação advém dos trabalhos realizados por Márquez et al. (2004), que verificaram que o CAPE isolado da própolis inibe os fatores de transcrição NF-κB e NFAT e, consequentemente, a transcrição do gene para IL-2, IL-2R (CD25) e a proliferação de células T humanas, sugerindo a possibilidade de utilização do CAPE como agente anti- -inflamatório e imunomodulador.

Scheller et al. (1988) verificaram que o extrato etanólico de própolis estimula a formação de anticorpos por células esplênicas de camundongos BALB/c imunizados com hemácias de carneiro, sugerindo a associação dessa atividade imunoestimulante com a ativação de macrófagos, a qual levaria à produção de citocinas, regulando assim as funções das células B e T. Esses mesmos autores obtiveram os melhores resultados quando os animais foram tratados a curto prazo com própolis.

Ainda com relação à imunidade específica, avaliamos o efeito da própolis sobre a produção de anticorpos por ratos imunizados com albumina sérica bovina (BSA). Nesse mesmo trabalho, analisamos o efeito da sazonalidade sobre a ação da própolis, comparamos a própolis do Brasil com a da Bulgária, e investigamos a ação de alguns compostos isolados e extratos de *Baccharis* sobre a produção de anticorpos.

A administração de própolis a ratos aumentou o título de anticorpos anti-BSA após 15 dias da imunização. A habilidade da própolis em modular a síntese de anticorpos é parte de sua atividade adjuvante, uma vez que esse produto apícola apresenta potente efeito sobre diferentes células da resposta imune inata, conforme observado em nossos trabalhos e em de outros autores (Sforcin et al., 2005).

Não houve efeito da sazonalidade sobre a ação da própolis coletada em nosso apiário, o que está em acordo com os dados obtidos previamente em nosso laboratório (Sforcin et al., 2000, 2001, 2002a e 2002b).

Orsolic & Basic (2003) sugeriram que a produção elevada de IL-1β por macrófagos de camundongos tratados com própolis poderia estar associada com o aumento da proliferação de linfócitos B.

Comparando as amostras de própolis do Brasil e da Bulgária, verificamos que ambas estimularam a produção de anticorpos na mesma magnitude, não havendo diferença estatística quanto às suas atividades. Isso também está em acordo com resultados de nosso laboratório, em outros modelos experimentais (Murad et al., 2002; Orsi et al., 2005a).

O efeito do ácido cafeico e da quercetina, isolados da própolis, foi avaliado nesse mesmo modelo, verificando que eles não influenciaram a produção de anticorpos (Sforcin et al., 2005). Esses compostos são responsáveis por várias propriedades biológicas, como a antimicrobiana (Mirzoeva et al., 1997). Ésteres do ácido cafeico apresentam citotoxicidade contra várias células tumorais (Lee et al., 2000), embora outros compostos fenólicos e diterpenoides isolados da própolis também apresentem ação antitumoral (Banskota et al., 2001). Além de componentes individuais, há efeitos sinérgicos, que são responsáveis pelas diferentes ações farmacológicas da própolis. Kujumgiev et al. (1999) sugeriram que as propriedades biológicas desse apiterápico se devem a uma mistura natural de compostos, mencionando que possivelmente um único constituinte não apresentaria atividade maior que a do extrato total.

O extrato de *Baccharis* induziu aumento na produção de anticorpos, embora não significativamente quando comparado com o controle, mas eficientemente quando comparado com os grupos tratados com própolis (Sforcin et al., 2005).

Chu (2006) observou que peixes que receberam vacina inativada contra *Aeromonas hydrophila* intraperitonealmente, acrescida de própolis, apresentaram títulos de anticorpos significativamente mais elevados em relação ao grupo que recebeu somente a vacina, em todos os períodos de tempo avaliados, bem como atividade fagocítica mais elevada. Esse autor mencionou também que os imunoestimulantes poderiam ativar células apresentadoras de antígeno, estimulando-as a produzir citocinas ativadoras de linfócitos T e B, sugerindo a possível utilização da própolis como adjuvante nas vacinas.

## Ação antitumoral da própolis

Vários pesquisadores têm relatado a propriedade antitumoral da própolis (Rao et al., 1995). Embora os efeitos carcinostáticos da própolis ou de seus componentes isolados tenham sido demonstrados, uma hipótese que nos instigou foi verificar se a própolis atuaria em células imunocompetentes para ajudar a destruição do tumor.

A resistência ao desenvolvimento espontâneo do tumor tem sido associada com a atividade citotóxica das células *natural killer* (NK), encontrada tanto no homem como em animais experimentais. Células NK são caracterizadas como uma subpopulação de linfócitos, diferente das células T e B, sendo não aderentes e não fagocíticas, apresentando atividade lítica contra vários tipos de tumor e células infectadas por vírus (Kaneno, 2005).

Diferentemente dos linfócitos T e B, que necessitam de células efetoras para a ativação, as células NK são ativadas imediatamente quando encontram as células-alvo, sendo capazes de discriminar as células tumorais. Embora, em muitos casos, a atividade da célula NK contra células tumorais correlacione com a diminuição na expressão de moléculas do MHC, observações recentes indicam que a ativação da célula NK não é somente resultado da perda de alelos das moléculas de classe I, mas também do reconhecimento direto de estruturas-alvo das células. As células NK estão envolvidas na cooperação com a imunidade adaptativa, por meio da secreção de citocinas que regulam a função das células T (Jakóbisiak et al., 2003).

Avaliando o efeito desse apiterápico sobre a ativação de NK contra células tumorais, observamos que a administração de própolis a ratos, durante três dias, induziu aumento na atividade lítica de células NK contra linfoma murino (Sforcin et al., 2002a). Essa observação reforçou a afirmação prévia de Scheller et al. (1988), que sugeriram que os melhores resultados são obtidos após tratamento a curto prazo com esse apiterápico.

As células NK estão sob ação de citocinas como IFN ($\alpha$, $\beta$, $\gamma$), TNF-$\alpha$, TGF-$\beta$1, IL-1$\beta$, IL-2, IL-4, IL-10, IL-12, IL-13, IL-15, IL-21, IL-23 (Kaneno, 2005), mas o mecanismo de ativação dessas células pela própolis ainda permanece obscuro.

Sugerimos que macrófagos ativados pela própolis poderiam produzir citocinas, como o TNF-α, por exemplo, que atuariam nas células NK, aumentando sua atividade citotóxica.

Avaliamos também, nesse trabalho, o efeito da sazonalidade sobre a ação imunomoduladora da própolis e, uma vez mais, não houve efeito das estações do ano sobre a atividade deste produto apícola (Sforcin et al., 2002a).

Macrófagos são células envolvidas na resposta imune que também apresentam importante atuação no desenvolvimento tumoral, por meio da citotoxicidade celular dependente de anticorpo (ADCC), secreção de citocinas inibitórias para o crescimento tumoral e produção de espécies reativas do oxigênio. O tratamento de camundongos com extrato aquoso de própolis modificou as funções macrofágicas em relação à sua atividade tumoricida, apresentando maior produção de fatores ativadores de linfócitos, inibindo, assim, a formação de colônias de células de carcinoma cervical humano (HeLa) e fibroblasto pulmonar de hamster (V79). Os linfócitos desses animais apresentaram também aumento de resposta aos mitógenos policlonais PHA e Con A (Orsolic & Basic, 2003).

Camundongos tratados com própolis ou alguns de seus componentes (ácido cafeico, CAPE e quercetina) apresentaram menor número de nódulos tumorais no pulmão, sendo a efetividade antimetastática da própolis superior ao tratamento com seus constituintes. Macrófagos ativados secretam mediadores como TNF-α, $H_2O_2$ e NO, os quais estão envolvidos na inibição da síntese de DNA e destruição de células tumorais. O tratamento de camundongos com própolis ou CAPE aumentou a produção de NO, levando, consequentemente, à redução na síntese de DNA das células tumorais. Entretanto, o ácido cafeico não afetou a produção de NO, sugerindo como mecanismo de ação a geração de $H_2O_2$, visto que o ácido cafeico pode atuar como agente pró-oxidante (Orsolic et al., 2004).

Camundongos com metástases e tratados com própolis apresentaram recuperação na porcentagem de células T CD4+ e CD8+, havendo uma relação inversa entre essas células em favor das células CD8+, sugerindo o efeito do produto sobre a geração de células T citotóxicas na imunidade antitumoral específica e contenção das metástases (Orsolic & Basic, 2003). Linfócitos T CD8+ reconhecem peptídeos apresentados em associação com molécula de classe I do complexo principal de histocompatibilidade, sendo capazes de eliminar células neoplásicas por meio da secreção de grânulos citotóxicos e/ou indução de apoptose da célula-alvo. Linfócitos T CD4+, apesar de não promoverem lise direta de células tumorais, secretam citocinas que podem estimular ou inibir a ativação, proliferação e diferenciação de várias células do sistema imunológico, regulando também a produção de anticorpos e de outras citocinas (Ossendorp et al., 2000).

Recentemente, Orsolic et al. (2006) sugeriram que a atividade antitumoral da própolis e de alguns de seus componentes está associada à sua ação imunomoduladora, em camundongos, especialmente pela influência desse apiterápico na imunidade inespecífica, aumentando a atividade de macrófagos. Esses, por sua vez, produziriam fatores solúveis que poderiam interferir na função de outras células envolvidas na resposta imune, bem como nas células tumorais diretamente.

Dando continuidade aos nossos projetos, avaliamos o potencial da própolis em ensaios de carcinogenicidade e mutagenicidade. O câncer colorretal é a causa prevalente de morte por câncer no mundo, e a quinta causa de morte por esse tipo no Brasil. Assim, faz-se importante conhecer suas causas e agentes que poderiam inibir ou minimizar esses fatores indutores de câncer. Visto que a carcinogênese é um processo com várias etapas, o conhecimento dos eventos em cada fase pode direcionar a prevenção ou inibição do desenvolvimento do câncer. Nesse contexto, metodologias que permitam avaliar alguns biomarcadores em cada passo da carcinogênese são extremamente importantes.

Os focos de criptas aberrantes (FCA) têm sido utilizados para avaliar a iniciação e promoção na carcinogênese química. FCA são lesões morfológicas, isoladas ou em focos na mucosa do cólon. As criptas aberrantes são identificadas por seu tamanho aumentado, aspecto mais escuro, abertura luminal variando desde circular até alongada ou tortuosa, e pela camada de células epiteliais mais espessas em relação às normais circunvizinhas (Fenoglio-Preiser & Noffsinger, 1999).

Técnicas citogenéticas e moleculares vêm sendo amplamente utilizadas para a detecção de danos no DNA. Ostling & Johanson (1984), colocando células individualizadas em agarose sobre lâmina de microscópio, lisando com detergente e expondo à microeletroforese, observaram que células com quebras de cadeia dupla de DNA apresentavam maior migração da molécula para o ânodo, permitindo a visualização de uma "cauda", após coloração com brometo de etídio. A imagem resultante foi chamada de "cometa".

Avaliamos o efeito da própolis no processo de carcinogênese do cólon e danos ao DNA em ratos Wistar, utilizando o teste de formação de criptas aberrantes e o teste do cometa, respectivamente. Os animais receberam o carcinógeno di-metil-hidrazina (DMH) e foram tratados com extrato etanólico de própolis simultaneamente ou após administração de DMH. Verificamos que a própolis, quando administrada simultaneamente com o DMH, não suprimiu o desenvolvimento de FCA. Esses resultados indicam que a própolis não foi capaz de bloquear ou minimizar o processo de iniciação. Visto que o DMH é um carcinógeno indireto, devendo ser metabolizado para exercer suas ações, pode-se postular que a própolis não interfere nas vias metabólicas do DMH. Quando a própolis foi administrada após o tratamento com DMH, houve uma redução significativa do número de criptas aberrantes no cólon distal, refletindo uma supressão da expansão clonal das células iniciadas que caracteriza o passo da promoção da carcinogênese. Não houve efeito antigenotóxico da própolis no teste do cometa, havendo danos no DNA de células do sangue periférico (Bazo et al., 2002).

Observamos, entretanto, que o potencial quimiopreventivo da própolis confundiu-se com os efeitos tóxicos do extrato hidroalcoólico. Assim, novas investigações foram realizadas com extrato aquoso de própolis, verificando o efeito protetor da própolis na genotoxicidade induzida pelo DMH, conforme evidenciado no teste do cometa, não prevenindo, contudo, a iniciação nem a promoção da carcinogênese do cólon induzida pelo DMH (Alves de Lima et al., 2005).

Variações qualitativas e quantitativas na composição de extratos etanólico ou aquoso de própolis poderiam explicar essas respostas distintas. Em 2002, utilizamos amostras de própolis coletadas em Botucatu (SP), as quais são ricas em compostos fenólicos (flavonoides, ácidos aromáticos, benzopiranos), di- e triterpenos, óleos essenciais, entre outros (Bazo et al., 2002). Em 2005, foram utilizadas amostras de própolis provenientes de Minas Gerais, contendo derivados do ácido cinâmico, mais precisamente derivados do ácido *p*-cumárico prenilados, ácido *p*-cumárico e ácido cafeico.

Embora os mecanismos envolvidos na quimioprevenção pela própolis não sejam bem esclarecidos, a interferência de um ou mais componentes nas vias metabólicas da mutagenicidade/carcinogenicidade ou sua ação antioxidante poderia explicar seus efeitos sobre a genotoxicidade do DMH.

Continuando nossas investigações, iniciamos um projeto visando avaliar o efeito da própolis sobre o tumor venéreo transmissível (TVT) de cães, por ser a segunda neoplasia de maior prevalência nos cães atendidos no Hospital Veterinário de Botucatu (FMVZ), Unesp.

O TVT é uma neoplasia contagiosa e sexualmente transmissível, podendo ter localização genital, bem como extragenital, pelo hábito social de lamber ou farejar a genitália externa, permitindo a implantação de células neoplásicas e, consequentemente, seu crescimento em sítios extragenitais (Albanese et al., 2002). Possui distribuição mundial, prevalecendo em regiões de clima tropical e subtropical, especialmente em países com grande população de cães errantes. Nesses animais, a transmissão do TVT ocorre geralmente em animais adultos e em fase reprodutiva, por meio do coito ou de disputas por território, e sua implantação se dá nos locais em que houve quebra da integridade da mucosa e da pele (Papazoglou et al., 2001).

O TVT desperta, no meio científico, o interesse pela sua origem e questionável regressão espontânea, fato atribuído ao comportamento versátil desse tumor, diferindo dos mecanismos de outras neoplasias. A quimioterapia para o TVT é a mais indicada, trazendo, contudo, efeitos colaterais extremamente tóxicos às células desses animais. Ademais, uma parcela considerável de animais não responde satisfatoriamente à quimioterapia (Silva et al., 2003).

A coloração de Giemsa permite a classificação do TVT em três grupos morfológicos: linfocitoide, plasmocitoide e misto. As células com morfologia plasmocitoide apresentam maior frequência de anormalidades nucleares, maior expressão de glicoproteína-P e maior índice de metástases, sendo, por essa razão, consideradas mais agressivas que as células com morfologia linfocitoide ou mista.

Considerando a propriedade antitumoral *in vitro* da própolis, avaliamos seu efeito sobre o grau de agressividade do TVT, realizando cultura de células neoplásicas de 77 animais, sem distinção de raça, sexo e idade. Os animais foram provenientes do Hospital Veterinário da Unesp, e as neoplasias foram identificadas como linfocitoide, plasmocitoide ou mista.

A própolis apresentou atividade antitumoral de forma tempo-dose-dependente sobre as células de TVT, incluindo o grupo plasmocitoide, considerado o de maior agressividade, sendo essa atividade efetiva após 48 horas de incubação com 100 µg de própolis (Bassani-Silva et al., no prelo). Não houve efeito do álcool 70% (solvente da própolis) sobre as células de TVT, sugerindo que os resultados obtidos foram exclusivamente devidos aos componentes desse apiterápico.

A atividade antiproliferativa da própolis sobre células tumorais tem sido demonstrada e alguns constituintes responsáveis por este efeito foram isolados (Banskota et al., 2001). O CAPE, isolado da própolis, apresenta citotoxicidade dose-dependente em células de glioma C6, reduzindo a viabilidade em torno de 42% em relação ao controle, e aumentando o índice de hipodiploidia, como indicação de apoptose (Lee et al., 2003).

A proteína supressora de tumor p53 é uma fosfoproteína nuclear, podendo regular o crescimento de células de mamíferos. A ativação de p53 resulta na transcrição alterada de uma grande variedade de genes que estão envolvidos em muitos aspectos do metabolismo celular, da regulação do ciclo celular e apoptose (ibidem). Esses autores verificaram que o CAPE isolado da própolis aumenta a fosforilação e expressão de p53 e Bax (indução de morte celular), os quais podem formar heterodímeros com Bcl-2, presente na membrana mitocondrial, e acelerar a apoptose.

O CAPE interfere também na progressão do ciclo celular. Após incubação com CAPE por 24 horas, a porcentagem do número de células de glioma C6 na fase G0/G1 aumentou em 85%, em razão da inibição da fosforilação da proteína retinoblastoma (pRB). Acredita-se que a fosforilação da pRB pelos complexos CDKs/ciclinas seja um evento crucial na regulação da entrada da célula na fase S, e parece definir o final da fase G1. Em ensaios *in vivo*, implantando células de glioma C6 em camundongos *nude*, o tratamento com CAPE pela via intraperitoneal, durante cinco dias, induziu diminuição significativa no crescimento tumoral. As análises histoquímica e imuno-histoquímica revelaram que o tratamento com CAPE reduz significativamente o número de células em mitose e de células PCNA-positivas (antígeno nuclear de proliferação celular) (Kuo et al., 2005).

A grande quantidade de trabalhos realizados nos últimos anos sobre a ação antitumoral da própolis e de seus constituintes indica o caráter promissor de sua aplicabilidade, sugerindo a continuidade das investigações para explorar melhor o potencial antitumoral desse produto apícola.

# Conclusões

A constituição química da própolis bem como a identificação de suas fontes vegetais possibilitou a realização de diferentes ensaios utilizando amostras padronizadas. Fomos os pioneiros a documentar cientificamente a ausência de efeito da sazonalidade sobre sua composição, verificando que as variações são predominantemente quantitativas, o que possibilita a utilização de amostras coletadas ao longo de todo o ano, desde que conhecida sua constituição química e produzida na mesma região geográfica, em virtude da flora local.

Os ensaios bioquímicos permitem concluir que a própolis não apresenta efeitos colaterais, podendo ser consumida pela população e administrada aos animais.

Esse apiterápico apresenta também atividade antibacteriana, antifúngica e antiparasitária. O efeito antimicrobiano da própolis pode se dar pelo contato e ação direta sobre os micro-organismos, bem como por ação indireta, via estimulação do sistema imune e posterior destruição dos mesmos. Avaliando o sinergismo da própolis com drogas antimicrobianas, os dados obtidos são promissores, sugerindo a necessidade de futuras investigações quanto à sua possível utilização, associada ou não a agentes comercialmente disponíveis, ou mesmo para a criação de novos produtos junto à indústria farmacêutica.

No tocante aos ensaios imunológicos, os conhecimentos sobre os mecanismos de ação da própolis avançaram nos últimos anos. Ensaios *in vitro* e *in vivo* demonstram a ação moduladora da própolis sobre macrófagos peritoneais de camundongos, bem como sobre sua atividade microbicida. Evidenciamos também sua ação estimuladora sobre a atividade lítica das células *natural killer* contra células tumorais. A própolis também estimula maior produção de anticorpos, sugerindo sua utilização em vacinas, como adjuvante. Esse produto apícola também possui ação inibitória sobre a linfoproliferação, o que pode estar associado à sua ação anti-inflamatória. Os melhores resultados nos ensaios imunológicos foram obtidos quando a própolis foi administrada em curto prazo aos animais. Embora os trabalhos atuais da literatura forneçam elementos para a formulação de hipóteses, os mecanismos de ação da própolis não estão completamente elucidados, propiciando perspectivas de novas investigações para um melhor conhecimento de sua ação sobre o sistema imunológico.

Embora os mecanismos envolvidos na quimioprevenção pela própolis não sejam bem esclarecidos, seu potencial anticarcinogênico, antimutagênico e antitumoral foi verificado.

Os ensaios bioquímicos, microbiológicos e imunológicos revelam a ausência de efeito da sazonalidade sobre a atividade da própolis, o que está de acordo com os dados obtidos quanto à sua composição química.

Ainda que as comprovações científicas evidenciem a segurança e eficácia da própolis, sua importância para a saúde humana ainda não é conhecida com detalhes suficientes, o que abre perspectivas para futuras investigações nessa área, evidenciando a importância da pesquisa básica, uma vez que a população tem-se beneficiado das diversas propriedades biológicas apresentadas por esse produto apícola.

# Referências bibliográficas

ALBANESE, F. et al. Primary cutaneous extragenital canine transmissible venereal tumour with *Leishmania-laden* neoplastic cells: a further suggestion of histiocytic origin? *Veterinary Dermatology*, v.13, p.243-6, 2002.

ALVES DE LIMA, R. O. et al. Modifying effect of propolis on dimethylhydrazine-induced DNA damage but not colonic aberrant crypt foci in rats. *Environmental and Molecular Mutagenesis*, v.45, p.8-16, 2005.

ANSORGE, S. et al. Propolis and some of its constituents down-regulate DNA synthesis and inflammatory cytokine production but induce TGF-$\beta$1 production of human immune cells. *Zeitschrift für Naturforschung*, v.58c, p.580-9, 2003.

BIOSCIENCES INFORMATION SERVICE OF BIOLOGICAL ABSTRACTS. *Serial Sources for the BIOSIS' previews data base*. Philadelphia, 1991. 451p.

BABIOR, B. M. Phagocytes and oxidative stress. *American Journal of Medicine*, v.109, p.33-44, 2000.

BANKOVA, V. Chemical diversity of propolis and the problem of standardization. *Journal of Ethnopharmacology*, v.100, p.114-7, 2005a.

_____. Recent trends and important developments in propolis research. *Evidence-based Complementary and Alternative Medicine*, v.2, p.29-32, 2005b.

BANKOVA, V. et al. Propolis produced in Bulgaria and Mongolia phenolic compounds and plant origin. *Apidologie*, v.23, p.79-85, 1992.

_____. Antibacterial diterpenic acids from Brazilian propolis. *Zeitschrift für Naturforschung*, v.51c, p.277-80, 1996.

_____. Seasonal variations in essential oil from Brazilian propolis. *Journal of Essential Oil Research*, v.10, p.693-6, 1998a.

_____. Seasonal variations of the chemical composition of Brazilian propolis. *Apidologie*, v.29, p.361-7, 1998b.

_____. Phytochemical evidence for the plant origin of Brazilian propolis from São Paulo State. *Zeitschrift für Naturforschung*, v.54c, p.401-5, 1999.

_____. Propolis: recent advances in chemistry and plant origin. *Apidologie*, v.31, p.3-15, 2000.

BANSKOTA, A. H. et al. Recent progress in pharmacological research of propolis. *Phytotherapy Research*, v.15, p.561-71, 2001.

BARAT, L. M.; BLOLAND, P. B. Drug resistance among malaria and other parasites. *Infectious Disease Clinics of North America*, v.11, p.969-87, 1997.

BASSANI-SILVA, S. et al. Propolis effect *in vitro* on venereal transmissible canine tumor. *Revista Portuguesa de Ciências Veterinárias*. (no prelo).

BASTOS, E. M. *Origem botânica e indicadores de qualidade da "própolis verde" produzida no estado de Minas Gerais, Brasil.* Ribeirão Preto, 2001. 137p. Tese (Doutorado) – Faculdade de Filosofia, Ciências e Letras de Ribeirão Preto, Universidade de São Paulo.

BAZO, A. P. et al. Protective action of propolis on the rat colon carcinogenesis. *Teratogenesis, Carcinogenesis and Mutagenesis*, v.22, p.183-94, 2002.

BORGES-WALMSLEY, M. I. et al. The pathobiology of *Paracoccidioides brasiliensis*. *Trends in Microbiology*, v.10, p.80-7, 2002.

BOUDOUROVA-KRASTEVA, G. et al. Phenolics from Brazilian propolis. *Zeitschrift für Naturforschung*, v.52c, p.676-9, 1997.

BRATTER, C. et al. Prophylaktische wirkungen von propolis zur immunstimulation: eine klinische pilotstudie. *Forschende Komplementarmedizin*, v.6, p.256-60, 1999.

BROWN, E. J. Phagocytosis. *Bioassays*, v.17, p.109-17, 1995.

BUCHMEIER, N. A.; HEFFRON, F. Inhibition of macrophage phagossome-lysosome fusion by *Salmonella* Typhimurium. *Infection and Immunity*, v.59, p.2232-8, 1991.

BURDOCK, G. A. Review of the biological properties and toxicity of bee propolis (propolis). *Food and Chemical Toxicology*, v.36, p.347-63, 1998.

CALLEJO, A. et al. Propolis, a new bee-related allergen. *Allergy*, v.56, p.579, 2001.

CALVI, S. A. et al. Effect of cytokines on the *in vitro* fungicidal activity of monocytes from paracoccidioidomycosis patients. *Microbes and Infection*, v.5, p.107-13, 2003.

CAPUTO, R. et al. New diterpenes from *Araucaria cunninghami*. *Phytochemistry*, v.23, p.475-8, 1974.

CARVALHO, P. E. R. *Espécies florestais brasileiras*. Brasília: Embrapa, 1994. 639p.

CHAKRABORTY, P. D. et al. *In vitro* induction of nitric oxide by mouse peritoneal macrophages treated with human placental extracts. *International Immunopharmacology*, v.6, p.100-7, 2006.

CHAN, J. et al. Killing of virulent *Mycobacterium tuberculosis* by reactive nitrogen intermediates produced by activated murine macrophages. *The Journal of Experimental Medicine*, v.175, p.1111-22, 1992.

CHU, W. H. Adjuvant effect of propolis on immunization by inactivated *Aeromonas hydrophila* in carp (*Carassius auratus gibelio*). *Fish & Shelfish Immunology*, v.21, p.113-7, 2006.

CUESTA, A. et al. *In vivo* effects of propolis, a honeybee product, on gilthead seabream innate immune responses. *Fish & Shelfish Immunology*, v.18, p.71-80, 2005.

CUNHA, I. B. S. et al. Factors that influence the yield and composition of Brazilian propolis extracts. *Journal of the Brazilian Chemical Society*, v.15, p.964-70, 2004.

CUSHNIE, T. P.; LAMB, A. J. Detection of galangin-induced cytoplasmic membrane damage in *Staphylococcus aureus* by measuring potassium loss. *Journal of Ethnopharmacology*, v.101, p.243-8, 2005.

DE CASTRO, S. L. Propolis: biological and pharmacological activities. Therapeutic uses of this bee-product. *Annual Review of Biomedical Science*, v.3, p.49-83, 2001.

DE CASTRO, S. L.; HIGASHI, K. O. Effect of different formulations of propolis on mice infected with *Trypanosoma cruzi*. *Journal of Ethnopharmacology*, v.46, p.55-8, 1995.

DIMOV, V. et al. Immunomodulatory action of propolis. Influence on anti-infections protection and macrophage function. *Apidologie*, v.22, p.155-62, 1991.

_____. Immunomodulatory action of propolis. IV. Prophylatic activity against Gram-negative infections and adjuvant effect of the water-soluble derivate. *Vaccine*, v.10, p.817-23, 1992.

DOBROWOLSKI, J. W. et al. Antibacterial, antifungal, antiamoebic, anti-inflammatory and antipyretic studies on propolis bee products. *Journal of Ethnopharmacology*, v.35, p.77-82, 1991.

DRAPIER, J. C.; HIBBS, J. R. Murine cytotoxic activation macrophages inhibit aconitase in tumor cells. Inhibition involves the iron-sulfur prostetic group and is reversible. *The Journal of Clinical Investigation*, v.78, p.790-5, 1986.

DURATEX. *Árvores no Brasil*. São Paulo: Prêmio, 1989. 119p.

EVEREST, P. et al. The molecular mechanisms of severe typhoid fever. *Trends in Microbiology*, v.9, p.316-20, 2001.

FANG, J. M. et al. Terpenoids from leaves of *Calocedrus formosana*. *Phytochemistry*, v.28, p.1173-5, 1989.

_____. Diterpenes from the bark of *Juniperus chinensis*. *Phytochemistry*, v.34, p.1581-4, 1993.

FENOGLIO-PREISER, C. M.; NOFFSINGER, A. Aberrant crypt foci: a review. *Toxicologic Pathology*, v.27, p.632-42, 1999.

FERNANDES JUNIOR, A. et al. The antibacterial activity of propolis produced by *Apis mellifera* L. and Brazilian stingless bees. *The Journal of Venomous Animals and Toxins*, v.7, p.173-82, 2001.

FREITAS, S. F. et al. *In vitro* effects of propolis on *Giardia duodenalis* trophozoites. *Phytomedicine*, v.13, p.170-5, 2006.

FUJII, R.; ZINKEL, D. F. Minor components of ponderosa pine oleoresin. *Phytochemistry*, v.23, p.875-8, 1984.

GHISALBERTI, E. L. Propolis: a review. *Bee World*, v.60, p.59-84, 1979.

GRANGE, J. M.; DAVEY, R. W. Antibacterial properties of propolis (bee glue). *Journal of the Royal Society of Medicine*, v.83, p.159-60, 1990.

GULBAHAR, O. et al. Psoriasiform contact dermatitis due to propolis in a beekeeper. *Annals of Allergy, Asthma & Immunology*, v.94, p.509-11, 2005.

HEGYI, E. et al. Propolis allergy. *Hautartz*, v.41, p.675-9, 1990.

HIGASHI, K. O.; DE CASTRO, S. L. Propolis extracts are effective against *Trypanosoma cruzi* and have an impact on its interaction with host cells. *Journal of Ethnopharmacology*, v.43, p.149-55, 1994.

HU, F. et al. Effects of ethanol and water extracts of propolis (bee glue) on acute inflammatory animal models. *Journal of Ethnopharmacology*, v.100, p.276-83, 2005.

HUANG, M. et al. Inhibitory effects of caffeic acid phenethyl ester (CAPE) on 12-O-tetradecanoylphorbol-13-acetate-induced tumor promotion in mouse skin and the synthesis of DNA, RNA and protein in HeLa cells. *Carcinogenesis*, v.17, p.761-5, 1996.

IVANOVSKA, N. et al. Immunomodulatory action of propolis: VII. A comparative study on cinnamic and caffeic lysine derivatives. *Comptes Rendus de l'Academie Bulgare des Sciences*, v.46, p.115-7, 1993.

———. Influence of cinnamic acid on lymphocyte proliferation, cytokine release and *Klebsiella* infection in mice. *Apidologie*, v.26, p.73-81, 1995.

JAKÓBISIAK, M. et al. Natural mechanism protecting against cancer. *Immunology Letters*, v.90, p.103-22, 2003.

62  JOSÉ MAURÍCIO SFORCIN

JAKUPOVIC, J. et al. Weitere Inhaltssfoffe von *Baccharis trinervis*. *Pharmazie*, v.23, p.875-8, 1986.

KANEEDA, J.; NISHINA, T. Safetiness of propolis. Acute toxicity. *Honeybee Science*, v.15, p.29-33, 1994.

KANENO, R. Role of natural killer cells in antitumor resistance. *Annual Review of Biomedical Sciences*, v.7, p.127-48, 2005.

KERR, W. E. Abelhas indígenas brasileiras (meliponíneos) na polinização e na produção de mel, pólen, geoprópolis e cera. *Informe Agropecuário*, v.13, p.15-22, 1987.

KUJUMGIEV, A. et al. Antibacterial, antifungal and antiviral activity of propolis of different geographic origin. *Journal of Ethnopharmacology*, v.64, p.235-40, 1999.

KULDA, J.; NOHYHOVA, E. *Giardia* in humans and animals. In: KREIER, J. P. (Ed.) *Parasitic protozoa*. San Diego: Academic Press, 1995. p.229-68.

KUO, H. C. et al. Inhibitory effect of caffeic acid phenethyl ester on the growth of C6 glioma cells *in vitro* and *in vivo*. *Cancer Letters*, v.20, p.1-10, 2005.

KWON, N. S. et al. Inhibition of tumor cell ribonucleotide reductase by macrophage-derived nitric oxide. *Journal of Experimental Medicine*, v.174, p.761-7, 1991.

LAUWERYS, R. R. et al. Health risk assessment of long--term exposure to non-genotoxic chemicals: application of biological indices. *Toxicology Letters*, v.77, p.39-44, 1995.

LEE, Y. J. et al. Preferential cytotoxicity of caffeic acid phenethyl ester analogues on oral cancer cells. *Cancer Letters*, v.153, p.51-6, 2000.

_____. Involvement of tumor suppressor protein p53 and p38 MAPK in caffeic acid phenethyl ester-induced apoptosis of C6 glioma cells. *Biochemical Pharmacology*, v.66, p.2281-9, 2003.

LILENBAUM, W.; BARBOSA, A. V. Avaliação da atividade antimicrobiana da própolis perante *Malassezia pachydermatis* "in vitro". *Revista Brasileira de Medicina Veterinária*, v.16, p.248-51, 1994.

LOPES, F. C. et al. Effect of three vegetal sources of propolis on macrophages activation. *Phytomedicine*, v.10, p.343, 2003.

LORENZI, H. *Plantas daninhas do Brasil*. Nova Odessa: H. Lorenzi, 1982. 425p.

MACFARLANE, A. S. et al. *In vivo* blockage of nitric oxide with aminoguanidine inhibits immunossuppression induced by an attenuated strain of *Salmonella typhimurium*, potentiates *Salmonella* infections, and inhibits macrophage and polymorphonuclear leukocyte influx into the spleen. *Infection and Immunity*, v.67, p.891-8, 1999.

MACMICKING, J. et al. Nitric oxide and macrophage function. *Annual Review of Immunology*, v.15, p.323-50, 1997.

MANI, F. et al. Propolis: effect of different concentrations, extracts and intake period on seric biochemical variables. *Journal of Ethnopharmacology*, v.105, p.95-8, 2006.

MÁRQUEZ, N. et al. Caffeic acid phenethyl ester inhibits T-cell activation by targeting both nuclear factor of activated T-cells and NF-$\kappa$B transcription factors. *The Journal of Pharmacology and Experimental Therapeutics*, v.308, p.993-1001, 2004.

MARTINHO, M. R. *A criação de abelhas*. 2.ed. São Paulo: Globo, 1989. 180p.

MASTROENI, P. et al. Effect of late administration of anti- -TNF alpha antibodies on a *Salmonella* infection in mouse model. *Microbial Pathogenesis*, v.14, p.473-80, 1995.

MIRZOEVA, O. K. et al. Antimicrobial action of propolis and its components, the effects on growth membrane potential, and motility of bacteria. *Microbiological Research*, v.152, p.239-46, 1997.

MISSIMA, F.; SFORCIN, J. M. *Evidence-based Complementary and Alternative Medicine*, v. 5, p. 71-75, 2008.

MISSIMA, F. et al. Effects of *Baccharis dracunculifolia* D.C. (Asteraceae) extracts and its isolated compounds on macrophage activation. *Journal of Pharmacy and Pharmacology*, v.59, p.463-8, 2007.

MOONIS, M. et al. Macrophage in host defense. An overview. *Indian Journal of Biochemistry and Biophysics*, v.29, p.115-22, 1992.

MORIYASU, J. et al. *In vitro* activation of mouse macrophage by propolis extract powder. *Biotherapy*, v.8, p.364-5, 1994.

MURAD, J. M. et al. Effects of propolis from Brazil and Bulgaria on fungicidal activity of macrophages against *Paracoccidioides brasiliensis. Journal of Ethnopharmacology*, v.79, p.331-4, 2002.

NOVELLI, E. L. B. *Nutrição e vida saudável*. Estresse oxidativo e metabolismo energético. Ribeirão Preto: Tecmedd, 2005. 288p.

ORSI, R. O. et al. Immunomodulatory action of propolis on macrophage activation. *The Journal of Venomous Animals and Toxins*, v.6, p.205-19, 2000.

_____. Effects of Brazilian and Bulgarian propolis on bactericidal activity of macrophages against *Salmonella* Typhimurium. *International Immunopharmacology*, v.5, p.359-68, 2005a.

_____. Effect of propolis extract on guinea pig lung mast cell. *The Journal of Venomous Animals and Toxins*, v.11, p.76-83, 2005b.

_____. A. Susceptibility profile of *Salmonella* against the antibacterial activity of propolis produced in two regions of Brazil. *The Journal of Venomous Animals and Toxins*, v.11, p.109-16, 2005c.

ORSOLIC, N.; BASIC, I. Immunomodulation by water-soluble derivative of propolis: a factor of antitumor reactivity. *Journal of Ethnopharmacology*, v.84, p.265-73, 2003.

ORSOLIC, N. et al. Immunomodulatory and antimetastatic action of propolis and related polyphenolic compounds. *Journal of Ethnopharmacology*, v.94, p.307-15, 2004.

_____. Direct and indirect mechanism(s) of antitumour activity of propolis and its polyphenolic compounds. *Planta Medica*, v.72, p.20-7, 2006.

OSSENDORP, F. et al. Importance of CD4⁺ T cell responses in tumor immunity. *Immunology Letters*, v.74, p.75-9, 2000.

OSTLING, O.; JOHANSON, K. J. Microelectrophorectic study of radiation-induced DNA damages in individual mammalian cells. *Biochemical and Biophysical Research Communications*, v.123, p.291-8, 1984.

PAPAZOGLOU, L. G. et al. Primary intranasal transmissible venereal tumor in the dog: a retrospective study of six spontaneous cases. *Journal of Veterinary Medicine*, v.48, p.391-400, 2001.

PERVIN, S. et al. Nitric oxide-induced cytostasis and cell cycle arrest of a human breast cancer cell line (MDA-MB-231): potential role of cyclin D1. *Proceedings of the National Academy of Sciences of USA*, v.98, p.3583-8, 2001.

RAO, C. V. et al. Chemoprevention of colon carcinogenesis by phenylethyl-3-methylcaffeate. *Cancer Research*, v.55, p.2310-5, 1995.

RUDESCHKO, O. et al. A novel inhalation allergen present in the working environment of beekeepers. *Allergy*, v.59, p.332-7, 2004.

SÁ-NUNES, A. et al. Propolis: lymphocyte proliferation and IFN-γ production. *Journal of Ethnopharmacology*, v.87, p.93-7, 2003.

SALATINO, A. et al. Origin and chemical variation of Brazilian propolis. *Evidence-based Complementary and Alternative Medicine*, v.2, p.33-8, 2005.

SALOMÃO, K. et al. Chemical composition and microbicidal activity of extracts from Brazilian and Bulgarian propolis. *Letters in Applied Microbiology*, v.38, p.87-92, 2004.

SCHELLER, S. et al. The ability of ethanol extract of propolis to stimulate plaque formation in immunized mouse spleen cells. *Pharmacological Research Communications*, v.20, p.323-8, 1988.

SCHWAN, W. R. et al. Differential bacterial survival, replication and apoptosis inducing ability of *Salmonella* serovars within human and murine macrophages. *Infection and Immunity*, v.68, p.1005-13, 2000.

SFORCIN, J. M. et al. Serum biochemical determinations of propolis-treated rats. *The Journal of Venomous Animals and Toxins*, v.1, p.31-7, 1995.

_____. Seasonal effect on Brazilian propolis antibacterial activity. *Journal of Ethnopharmacology*, v.73, p.243-9, 2000.

_____. Seasonal effect of Brazilian propolis on *Candida albicans* and *Candida tropicalis*. *The Journal of Venomous Animals and Toxins*, v.7, p.139-44, 2001.

_____. Absence of seasonal effect on the immunomodulatory action of Brazilian propolis on natural killer activity. *The Journal of Venomous Animals and Toxins*, v.8, p.19-29, 2002a.

_____. Seasonal effect of Brazilian propolis on seric biochemical variables. *The Journal of Venomous Animals and Toxins*, v.8, p.244-54, 2002b.

_____. Effects of propolis, some isolated compounds and its source plant on antibody production. *Journal of Ethnopharmacology*, v.98, p.301-5, 2005.

SILVANI, S. et al. Contact dermatitis in psoriasis due to propolis. *Contact Dermatitis*, v.37, p.48-9, 1997.

SILVA, S. B. et al. Tumor venéreo transmissível – revisão. *Pet Food & Health Care*, n.2, p.77-82, 2003.

SIMÕES, L. M. C. et al. Effect of Brazilian green propolis on the production of reactive oxygen species by stimulated neutrophils. *Journal of Ethnopharmacology*, v.94, p.59-65, 2004.

TAKAISI-KIKUNI, N. B.; SCHILCHER, H. Electron microscopic and microcalorimetric investigations of the possible mechanism of the antibacterial action of a defined propolis provenance. *Planta Medica*, v.60, p.222-7, 1994.

TATEFUJI, T. et al. Isolation and identification of compounds from Brazilian propolis which enhance macrophage spreading and mobility. *Biological & Pharmaceutical Bulletin*, v.19, p.966-70, 1996.

TEIXEIRA, E. W. et al. Plant origin of green propolis: bee behavior, plant anatomy and chemistry. *Evidence-based Complementary and Alternative Medicine*, v.2, p.85-92, 2005.

THOMPSON, R. C. A. et al. *Giardia* and giardiasis. *Advances in Parasitology*, v.32, p.71-160, 1993.

THRELFALL, E. J. Antimicrobial drug resistance in *Salmonella*: problems and perspectives in food- and water-borne infections. *FEMS Microbiology Reviews*, v.26, p.141-8, 2002.

UNESP – Universidade Estadual Paulista. *Normas para publicações da Unesp*. São Paulo: Editora Unesp, 1994. v.2: Referências bibliográficas.

VELIKOVA, M. et al. Chemical composition and biological activity of propolis from Brazilian meliponinae. *Zeitschrift fur Naturforschung*, v.55c, p.785-9, 2000.

VIEIRA, M. I. *Criar abelhas é lucro certo*. Manual prático. São Paulo: Ed. e Distr. Prata, 1989. 175p.

VYNOGRAD, N. et al. A comparative multi-centre study of the efficacy of propolis, acyclovir and placebo in the treatment of genital herpes (HSV). *Phytomedicine*, v.7, p.1-6, 2000.

WALLE, T. Absorption and metabolism of flavonoids. *Free Radical Biology and Medicine*, v.36, p. 829-37, 2004.

WIESE, H. *Apicultura. Novos tempos*. 2.ed. Guaíba: Agrolivros, 2005. 378p.

WOISKY, R. G.; SALATINO, A. Analysis of propolis: some parameters and procedures for chemical quality control. *Journal of Apicultural Research*, v.37, p.99-105, 1998.

YOU, K. M. et al. Vitexicarpin, a flavonoid from the fruits of *Vitex rotundifolia*, inhibits mouse lymphocyte proliferation and growth of cell lines *in vitro*. *Planta Medica*, v.64, p.546-50, 1998.

SOBRE O LIVRO

Formato: 12 x 21 cm
Mancha: 20 x 40,4 paicas
Tipologia: Horley Old Style 10,5/14
Papel: Offset 90 g/m² (miolo)
Cartão Supremo 250 g/m² (capa)
1ª edição: 2009

EQUIPE DE REALIZAÇÃO

Coordenação Geral
Marcos Keith Takahashi
Kalima Editores (Atualização ortográfica)

Impressão e acabamento

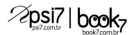